I0416317

LANGSAM
ans Ziel KOMMEN

Vorzeitige Ejakulation
das Problem und die Lösung

Malwina Gartner

Copyright for Polish edition by
Malwina Gartner & ZloteMysli.pl 2007

Copyright for German edition by
Malwina Gartner 2014

ISBN-13: 978-1-329-23037-8

Originaltitel: Już nie będę taki szybki
Übersetzung aus dem Polnischen
Renate Klein 2014

Malwina Gartner Self-Publishing

Titelbild designed by Freepik.com und
Umschlaggestaltung: Malwina Garner

All rights reserved.
Berlin, 2014.

Inhalt

Über die Autorin

Malwina Gartner ist eine polnische Autorin der drei Bestseller Nachschlagewerke „Już nie będę taki szybki" (Langsam ans Ziel kommen – die vorzeitige Ejakulation und die Lösung), „Prawdziwy Mężczyzna" (Ein richtiger Mann), und „Daj jej orgazm" (Schenke ihr ein Orgasmus) welche im Jahre 2007-2009 über Internet Herausgeber ZłoteMyśli.pl veröffentlicht und sowohl in Papier als auch in elektronischer Form verkauft worden sind. Der Autorin ist es gelungen über die Jahre mit zigtausenden Exemplaren die Leser zu erreichen und vielen davon zu helfen. Heute stellen wir den deutschsprachigen Lesern die erste ihrer Publikationen vor und hoffen auch in unserem Nachbarland auf individuellen Erfolg des Lesers.

Einleitung

Ich begrüße Dich ganz herzlich. Du hast diese Publikation gekauft, also geht es Dir nicht so gut.

Ich habe jedoch eine gute Nachricht für Dich. Ich glaube, dass Dein Problem ganz einfach zu lösen ist und mithilfe hier gegebenen Informationen versuchst Du Dich diesem Problem zu stellen. Ich bin ganz fest davon überzeugt, dass Du es schaffen wirst. Ließ Dir diese Publikation genau und aufmerksam durch.

Ich schreibe es nicht um Dich zu trösten... Darum geht es nicht, definitiv nicht darum... Du brauchst keinen Trost. Du brauchst eine Lösung für Dein Problem. Und glaube mir – Du kannst es wirklich bewältigen. Du musst nur ein bisschen daran arbeiten – und hier ist mein erster Rat. Es wird viel leichter sein, wenn Du mit Deiner Freundin darüber reden würdest. Zu zweit ist es immer einfacher ein Problem zu lösen. Aber alleine bist Du auch in der Lage dies zu schaffen.

Mein Ex-Freund (wir haben uns getrennt aus völlig anderen Grund als vorzeitige Ejakulation) dachte früher, dass er auch so ein Problem hat. Tatsächlich, das war sein Problem. Wir haben es aber gemeinsam gelöst – ich war glücklich und er war auch sehr zufrieden mit sich selbst. Er fühlte sich ein hundertprozentiger Mann zu sein und es war zwischen uns beiden wunderbar. Darum weiß ich, dass dies ein Problem ist, das man auf jeden Fall lösen kann...

Zum Abschluss der Einleitung habe ich für Dich noch eine Information. Man sagt, dass etwa 1/3 Männer davon betroffen sind.

Also Kopf hoch – Du bist nicht allein, und 90% der Fälle ist heilbar. Und denk daran – die Quelle von Deinem Problem liegt fast sicher in Deinem Kopf. Nirgendwo anders, obwohl Du es behaupten kannst.

Das Problem und die Definition

Das Problem soll definiert werden – hier also die Definition: vorzeitige Ejakulation (lat. eiaculatio praecox) ist eine sexuelle Funktionsstörung. Der Mann hat Schwierigkeiten seine Ejakulation zu kontrollieren und somit seine Partnerin zu befriedigen.

Es ist eine Störung, die in der Regel mit einer großen sexuellen Anspannung verbunden ist. Im Fall einer längeren sexuellen Abstinenz ist eine schnelle Ejakulation eine natürliche Erscheinung und hat keinen pathologischen Charakter, das sollte sowohl dem Mann als auch seiner Partnerin klar sein. Jedoch manchmal erscheint die vorzeitige Ejakulation stets trotz des häufigen Geschlechtsverkehrs. Die Ursache dafür kann auch eine erworbene Krankheit sein oder andere Umstände, die zum Beispiel Penisschmerzen während der Ejakulation verursachen. Das befürchte Erwarten, dass sich diese Erfahrung bei großer sexuellcr Erregung wiederholt und die Bewusstheit über die fehlende Möglichkeit zur Verlängerung der Geschlechtsverkehr kann zu einer Ejakulation ohne Erektion führen. Die weiteren Versuche führen oftmals zum Misserfolg, weil sich der Mann zu stark auf die Erreichung des Erfolges konzentriert.

Das war die Definition des Problems, aber was bedeutet es in der Praxis?

Erstens, es ist nirgendwo niedergeschrieben wie lange ein richtiger Geschlechtsverkehr dauert. Wenn er annähernd fünf Minuten dauert und die Ejakulation statt findet kann man nicht sagen, dass es sich um eine vorzeitige Ejakulation handelt und wenn es fünfzehn

Minuten dauert, dann ist alles in Ordnung. Das ist Unsinn. Eine vorzeitige Ejakulation hat vielmehr mit Erreichung der Satisfaktion der Partnerin zu tun... wobei ich bewusst Satisfaktion geschrieben habe, weil Du wissen musst, dass die Sache mit der sexuellen Satisfaktion bei der Frauen ganz unterschiedlich ist wie bei der Männer. Zum Einen - nicht alle Frauen erlangen ein Orgasmus. Zum Zweiten – nicht alle Frauen erlangen einen sogenannten vaginalen Orgasmus. Zum Dritten – viele Frauen erlangen ihren ersten Orgasmus erst Mitte Zwanzig. Darum ist es möglich, dass bei guten Umständen Deine Partnerin schon nach ein paar Minuten einen Orgasmus erlebt und ein anderes Mal (oder eine andere Partnerin) wird sie länger dafür brauchen oder sie erlebt es überhaupt nicht... und Du musst Dir darüber im Klaren sein. Wenn Du nicht daran denkst, droht Dir die Frustration und Entmutigung – und das ist dann der Anfang von einem richtig ernsthaften Problems.

Du musst auch daran denken, dass es im Bett auch unterschiedlich sein kann... und wenn das Problem nur manchmal erscheint – unter bestimmten Umständen – gibt es keinen Grund zur Sorge. Heute ist es so, morgen wird es besser... oder noch besser. Jetzt ist es so, mein Schatz warte noch ein paar Minuten und es wird noch viel schöner sein.

Und jetzt lieber Leser etwas für Deine Partnerin.

Wenn Dein Freund Schwierigkeiten zur Beherrschung der Schnelligkeit hat, dann ist das vielmehr Euer gemeinsames Problem. Es geht mir nicht darum Dich mit der Verantwortlichkeit zu belasten, aber denk daran, dass Du ein großen Einfluss auf sein Verhalten hast, Du kannst ihn und Dir selber helfen – denn darum geht es doch, damit es für Euch beide gut ist, oder?

Das schlimmste was Du machen kannst ist ihn auszulachen – die Männer sind ganz anders als wir Frauen – die haben einen Klaps was deren Männlichkeit angeht. Denken wir mal drüber nach – was würdest Du fühlen, wenn Dein Freund Dir sagen würde, dass Du ein großen Popo, oder viel zu kleinen Brust hast, oder das Du dick bist... das ist etwa miteinander vergleichbar, nur multipliziert durch die komplizierte und unverständliche männliche Psyche.

Es ist ganz wichtig, dass Du nicht „alles ist OK" sagst, wenn es nicht stimmt. So eine Haltung wird ein Anfang vom Ende Eurer Beziehung sein. Nach einer gewissen Zeit wird sich nämlich zunächst herausstellen, dass er ahnungslos und zufrieden ist, sowie Du frustriert und alle Eure Probleme im Bett wirst Du auf das Leben außerhalb von Eurem Nest übertragen. Als folge dessen wird es zur Trennung kommen oder Du findest einen Liebhaber der so ein Problem nicht hat und fängst eine Affäre an. So oder so, Du wirst Euch zerstören. Manchmal sind die Menschen sehr dumme Wesen – eine Frau, die ihren Orgasmus vortäuscht ist ein typisches Beispiel dafür - überlege, was bringst Dir, dass Du vor ihm Dein Orgasmus vortäuschst?

Hier etwas statistischen Daten:

- 56% der Frauen täuschen ab und zu ihren Orgasmus vor,
- 75% der Frauen klagen über niedrige Libido und Schwierigkeiten um einen Orgasmus zu bekommen,
- 40% der Männer glauben, das Frauen ihren Orgasmus vorspielen,
- 40% sind sich nicht sicher, ob ihre Partnerin die Lust wirklich erleben,
- 20% leugnet, dass deren Frau jemals ihren Orgasmus vorgetäuscht hatte,
- 92% Frauen geben zu, schon einmal Orgasmus vorgetäuscht zu haben (1)

(1) *Quelle: deutsche Untersuchungen E. Frank, C. Anderson, D. Rubinstein.*

Denkst Du, er ist glücklich weil er Dich befriedigt hat? Ob er wohl auch so glücklich wäre, wenn er wüsste, dass es nur ein ekelhaftes Schauspiel von Dir ist und ein Betrug in dem Moment wo ihr eigentlich eine Einheit sein solltet, wie Yin und Yang. Wie würdest Du Dich fühlen, wenn Du von jemandem erfahren würdest, dass er mit Dir nicht zufrieden ist? Ich weiß, Du könntest Dich für einen bisher ausgebliebenen Orgasmus schämen oder, dass Du es nur dann erlangst, wenn Du Deine Klitoris mit der Hand stimulierst. Aber auch dafür gibt es eine Lösung – das ist jetzt ein Thema für eine ganz andere Publikation, aber ich sage Dir nur eins, dass Du ihn mit der Hand zeigen sollst, was er tun soll, und dann klappt es bestimmt – und ihr werdet beide zufrieden sein.

Und noch eine Sache – denke daran, es hilft nicht, wenn Du zu ihm sagen würdest: „Schatz, komme noch nicht, ich möchte mit Dir lange Liebe machen. " Das kann dazu führen, dass Dein Freund eine zu konzentrierte Haltung annimmt und befürchtet, dass er es nicht schafft... Du bist doch eine Frau, und Du kannst Dein Ziel auf anderen Wegen erreichen.

Bin ich davon betroffen?

Du weißt schon, dass jeder dritte oder sogar jeder zweite Mann dasselbe Problem wie Du hat. Nun aber die entscheidende Frage, hast Du damit ein Problem, oder vielleicht denkst Du zu intensiv daran?

Die Ejakulationsstörung dieser Art kann einen ursprünglichen Charakter haben. Er kann in den Anfängen deiner ersten sexuellen Erfahrungen erlebt worden sein oder Du hast es nachträglich erworben, zum Beispiel als Ergebnis der Masturbation. Bekannterweise ist das Ziel des Onanieren eine schnelle Entladung der sexuellen Anspannung wodurch Du einen physiologischen Ejakulationsmechanismus erzeugst.

Während des Geschlechtsverkehrs mit der Partnerin bist Du nicht in der Lage Deine Ejakulation zu kontrollieren weil Dein Organismus ein bestimmtes Muster registriert hat. Er macht das, was Du ihm beigebracht hast. Wobei es sich hier um ein negatives Training handelt. Alles liegt also in Deiner Psyche und Du solltest wissen, dass sich bei den Betroffenen zu 90% alles im Kopf abspielt, also 9 für 10 Leser.

Wenn vorzeitige Ejakulation auf Grund langer sexuellen Abstinenz entstanden ist oder auch einer sehr großen sexuellen Anspannung, ist das kein Problem, sondern eine völlig natürliche Erscheinung (aus physiologischen Sicht).

Das Problem kann auch nach einem gelungenen Sexualleben entstehen. Es kann aber auch beiläufig entstehen – erzeugt durch eine bestimmte Situation (situativ). Wenn diese bei jedem sexuellen Kontakt auftritt, spricht man von einer generellen Störung.

Es interessiert Dich ganz bestimmt wie Du diese bei Dir erkennen sollst? Folgende Situationen werden darauf hindeuten:

- die Ejakulation erscheint viel zu früh wie erwünscht,
- der Mann ist nicht in der Lage den Ejakulationsreflex zu kontrollieren.

In Abhängigkeit in welcher Phase der sexualen Kontakte die Ejakulation eintrifft, kann man folgendes unterscheiden:

- die viel zu verfrühte Ejakulation (noch bevor das Vorspiel angefangen hat),
- die vorzeitige Ejakulation (am Anfang des Vorspiels, vor dem Geschlechtsverkehr),
- die zu frühe Ejakulation (während der Penis in die Vagina eingedrungen ist, nach ein paar Bewegungen).

Du siehst also deutlich, dass die Sache nicht so offensichtlich und eindeutig ist. Ich hoffe, dass Du dank der oben genannten Informationen in der Lage sein wirst bei Dir die Art Deines Problems richtig zu diagnostizieren... wenn Du davon überhaupt betroffen bist.

Wenn das Problem bei Dir nur manchmal eintritt (beiläufig), zum Beispiel während des Geschlechtsverkehrs mit einer neuen Partnerin, gibt es keinen Grund zur Sorge. Flüchtige Ursache für die vorzeitige Ejakulation können zu seltene sexuale Kontakte sein oder Störungen bei einer langen Pause im sexualen Leben. Nach dem sich Dein sexual Leben stabilisiert hat wird das Problem auch von alleine verschwinden. Manchmal sind auch die intimem Voraussetzungen für den Geschlechtsverkehr nicht gegeben, auch in diesem Fall brauchst Du Dir keine Sorgen wegen der vorzeitigen Ejakulation machen.

Wie beschrieben findet die vorzeitige Ejakulation dann statt, wenn es die Satisfaktion der Geschlechtspartnerin verhindert. Ich wiederhole noch einmal, wenn Deine Partnerin nicht in der Lage ist ein Orgasmus zu erlangen (ein Vaginalorgasmus (2)), während des Geschlechtsverkehrs, hat das nichts mit einer Ejakulationsstörung zu tun.

(2) Manche Sexualwissenschaftler unterscheiden einen Vaginalen- und einen Klitoralen-Orgasmus bei den Frauen. Der Letzte kann sehr schwer zu erlangen sein, wenn während des Verkehrs die Klitoris nicht stimuliert wird, oder zu selten stimuliert – das kann auch ein Resultat eines entstandenen Mechanismus durch Masturbation (oft durch Wasserstrahl beim Duschen) sein.

Es kann auch Situationen geben, wo bei den Frauen eine exzessiv verlängerte sexuale Reaktivität auftritt. Hierbei handelt es sich um eine lange Phase die notwendig ist um einen Orgasmus zu erlangen. Und egal wie sehr Du Dich bemühst, Du wirst ejakulieren. In solchen

Situationen wird Deine Ejakulation immer vorzeitig sein.

Ejakulationsmechanismus

Ich kenne Menschen, die sagen - „um seinen Feind zu besiegen, muss man ihn erst gut kennenlernen". Das sind wahre Worte, denn um die Ursache Deiner Störung zu finden, solltest Du den Mechanismus, der die Physiologie einer Ejakulation steuert kennenlernen.

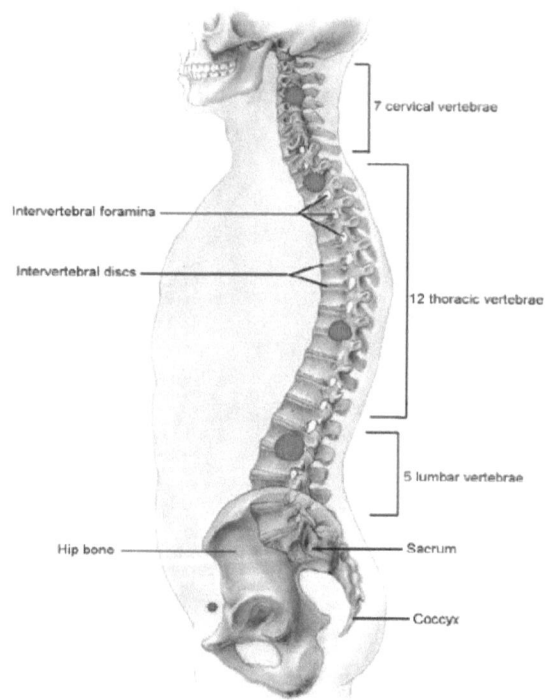

Die Ejakulation ist ein zusammengesetzter Reflex, gesteuert von ein paar Zentren des Nervensystems. Das sind:

- die Ejakulation Epizentrum befindet sich im Rückenmark, etwa in Höhe des Brustkorbs und der Lendenwirbelsäule,
- aktivität der Pudendusnerv,
- sympathisches Nervensystem der sich im lateralen grauen Horn in den T1-L2 Segmenten des Rückenmarks befindet.

In einer Physiologisch regelrechten Ejakulation unterscheidet man ein paar Phasen. In jeder dieser Phasen kann eine Störung eintreten oder eine der Phase findet nicht statt.

1. Die erste Phase der Ejakulation ist das Gefühl des kommenden Samenergusses, der ein paar Sekunden vor dem richtigen Samenerguss eintritt. Bei älteren Männern kann dieses Gefühl überhaupt nicht vorkommen oder dauert exzessiv lang. Diese Phase kann auch sehr verkürzt erscheinen in Fall einer vorzeitiger Ejakulation. Wenn Du es lernst diese Phase zu unterbrechen, bist Du dann auf dem richtigen Weg um Dein Problem zu bekämpfen.
2. Die zweite Phase der Ejakulation zeichnet sich durch das Gefühl der Kontraktion der Harnröhre. Bei jungen Männern ist dieses Gefühl stärker als bei älteren. Je länger der Geschlechtsverkehr, desto stärker das Gefühl. Auch wenn der intime Kontakt unterbrochen wird, ist das Gefühl stärker.

3. Es ist schon eher zu spät, obwohl Du erfahren wirst, dass es noch „Chancen" gibt.
4. Die dritte Phase der Ejakulation ist das Gefühl der „Wanderung des Samenergusses".
5. In der vierten Phase tritt das Samenerguss außerhalb der Harnröhre aus.
6. Bei gesunden und jungen Männern ist es stark, manchmal auf die Entfernung von ein paar Zentimeter. Jedoch bei älteren Männern kann dieses ohne Druck erfolgen, in Form eines Ausflusses. Bei überaktiven Menschen kann es in Form eines Samenflusses erfolgen.

So sieht eine Ejakulation aus Physiologischen Sicht aus. Es ist ein Mechanismus, der etwa genau so funktioniert wie Dominosteine, wenn der erste Stein umfällt. Der Schlüssel für alles ist die erste Phase der Ejakulation – diese ist die wichtigste.

Mögliche Ursachen

Welche sind die häufigsten Ursachen für eine vorzeitige Ejakulation? In den meisten Fällen, wie ich schon geschrieben habe, sind die Ursache der vorzeitigen Ejakulation die psychischen Faktoren, also die haben ihre Quelle in Deinem Kopf. Es ist bekannt, das Sexualverhalten (ähnlich wie andere) kann sich festigen und mit gestörten physiologischen und metabolischen Prozessen verbinden. Denn die wichtigste Ursache der Störung sind die permanent gespeicherten Angewohnheiten, also Wiederholen von ein und derselben Tätigkeit – der spezifischer Training.

In der Regel handelt es sich um einem Training der Angewohnheit einer schnellen Ejakulation, der das Ergebnis einer Masturbation ist und dabei begleitenden Verhalten der Eile, des Schamgefühls und die Furcht erwischt zu werden, oder überhaupt aus fehlendem Bedürfnis die Ejakulation zu bremsen. Bedingungen die zum Beispiel durch Kontakte mit den Abenteuer-Partnerinnen erzeugt werden, können auch die Ursache sein oder Antrieb zur Ejakulation durch Deine Partnerin wie auch seltenes und unregelmäßiges Sexualleben.

Das falsche Verhältnis des Mannes zu der Frau kann auch eine Ursache für die vorzeitige Ejakulation sein. Diese Störung kann einen zu hohen Erregungsgrad erzeugen, die Attraktivität der Partnerin spielt hier eine große Rolle, dies kann dazu führen, dass der Mann eine Haltung annimmt in der er Sex als Aufgabe sieht. Hier erzeugt er eine zu starke sexuelle Einstellung seiner Bedürfnisse zu der Partnerin.

Die negative Haltung gegenüber der Frau zum Beispiel: „die Furcht vor den Frauen", „die Schwangerschaft", „der Frau nicht gut genug zu sein", „die Störung innerhalb der Beziehung zwischen beiden Partner", „Unterbrechen des Geschlechtsverkehr (als Empfängnisverhütung verwendet, ohne einen Vorteil dafür mit vielem Mängel)", „Orgasmus vortäuschen durch die Partnerin" was dazu führt, dass der Mann einen schnellen Ejakulationsreflex entwickelt, hier spielt sich folgender Mechanismus ab: „wenn Sie ein Orgasmus hat, muss ich mich nicht mehr zurückhalten".

Die vorzeitige Ejakulation kann auch organische Ursachen haben. Hier sollte man diese beachten: „Überempfindlichkeit der Peniseichel, zu kurzes Eichelband (dies hängt vom Penisaufbau ab)." Außerdem kann die vorzeitige Ejakulation auch durch andere Ursachen erzeugt werden, wie durch einer Entzündung der Harnröhre oder Prostata, Krankheiten wie Diabetes, Neuritis, neurologischen Infektionen oder auch Medikamente mit einer sexuell stimulierenden Wirkung.

Man kann annehmen, dass die vorzeitige Ejakulation durch folgende Ursachen entstanden ist: (beginnend von den Häufigsten, bis runter zu den Seltensten)

- das junge Alter und Unerfahrenheit
- Sex während Du Wasserlassen musst

- physiologischer Reflex das auf Grund der Masturbation entstanden ist
- das Bedürfnis sich schnell zu befriedigen
- seltener und unregelmäßiger Geschlechtsverkehr
- häufiger Partnerwechsel
- fehlendes Vertrauen zwischen den Partnern
- Furcht, dass man die Erektion während des Geschlechtsverkehr nicht halten kann
- das Annehmen einer Aufgabenhaltung
- die Bewusstheit, dass man die Partnerin nicht befriedigen kann
- die Ursachen, die sich durch erworbene Krankheiten ergeben
- Sex im Rausch (Alkohol oder Drogen)
- ungesundes Leben führen (Zigaretten, Alkohol, Drogen)
- im dauerndem Stress leben
- Überempfindlichkeit der Peniseichel
- zu kurzes Eichelband
- Entzündungen
- Krankheiten

Nicht-medizinische Problemlösungen

Wenn Dein Problem keine Hilfe des Spezialisten oder Annahme von Medikamenten benötigt und durch außerorganische Faktoren verursacht worden ist – so ist es in 9 von 10 Fällen, dann wirst Du höchstwahrscheinlich in diesem Kapitel ein Weg finden um dieses Problem zu lösen.

Erstens (und das ist eine unerlässliche Bedingung) Du musst begreifen, dass Du es schaffst dieses Problem zu lösen, weil es zu lösen ist. Und hör auf Dir Sorgen zu machen was gewesen ist, sondern denke daran, was noch kommt. Du darfst Dich nicht aufregen, keine Ängste erzeugen; Sex ist was angenehmes, kein Leid. Und so soll es sein. Wenn Du eine Freundin hast – feste Freundin, bist mit ihr in einer festen Beziehung – zeige ihr diese Publikation, zusammen schafft ihr es, das Problem schneller zu lösen. Du wirst es sehen. Wenn Du alleine bist, wird der Weg etwas schwieriger sein, aber... Du wirst es auch ganz bestimmt schaffen.

Ich werde Dir jetzt ein Beispiel nennen, damit Du mir glaubst... und auch wenn es Dich überrascht, hoffe ich, dass ist so ein typisch männliches Beispiel was Dich überzeugen wird.

Wenn Du Schwierigkeiten mit dem Auto hast, in seinem Motor läuft etwas nicht richtig, stellst Du das Auto nicht auf dem Parkplatz und hast Angst ihn zu fahren sondern machst die Motorhaube auf und suchst nach den Ursachen.

Du musst allerdings kein Kfz-Mechaniker sein aber Du suchst bis Du die Ursache gefunden hast. Es kann sein, dass der Luftfilter verstopft ist oder die Zündkerzen veraltet. So ist es am häufigsten. Wenn Du die Ursache gefunden hast, behebst Du es und freust Dich weiterhin Dein Auto zu fahren. Und so funktioniert das auch mit der nicht-medizinischen Problemlösung einer vorzeitigen Ejakulation.

Du wirst mich fragen, was wird passieren, wenn Du nicht in der Lage bist alleine Dein Auto zu reparieren? Nichts! Du gehst zu einem Fachmann – Kfz-Mechaniker, der das für Dich macht. Habe ich Recht??? Und das ist eine medizinische Problemlösung. Denke aber daran, dass wir dieses Kapitel angefangen haben in dem wir nicht-medizinische Wege zur Problemlösung angesprochen haben. Kommen wir also zu jenen zurück.

Wo solltest Du anfangen?

Du musst geduldig sein. Die Geduld ist eine unentbehrliche Voraussetzung für den Erfolg Deiner Autotherapie.

Die Verhütung

Ich verstehe bei manchen Männern die Abneigung zur Kondome nicht. Ich verstehe, man muss es überziehen, abmachen und dafür sorgen, dass es nicht rutscht – klar. Wenn Du jedoch bei Dir eine vorzeitige Ejakulation erkennst, sollte man vielleicht die Sympathie für den Gummi entwickeln? Für den Anfang schlage ich etwas vor, was die sofortige Wirkung bringt. Auf dem Markt sind mindestens 3 Kondomsorten, die Du kaufen, überziehen und anschließend verkehren solltest. Ich werde keine konkreten Marken nennen, weil ich nicht wegen Krypto-Werbung angeklagt werden will, obwohl höchstwahrscheinlich wurdest Du sowieso eine von denen kaufen. Gut so.

Diese Kondome sind ganz gewöhnliche Kondome, die natürlich die ungewollte Schwangerschaft verhindern und genau wie die anderen Kondome schützen diese vor AIDS, aber... innen sind diese mit dem Wirkstoff Benzocaine (3) bedeckt und das ist relevant für Dich.

(3) Wirkstoff, der zur Gruppe der sogenannten Lokalanästhetika zählt. Es handelt sich also um einen Wirkstoff zur örtlichen Betäubung.

Damit die Verwendung der empfohlenen Kondome Sinn hat und wirkungsvoll ist, musst Du daran denken, dass Du den Kondom etwas eher überziehst, als sonst. Das bei dem Kondom verwendete Betäubungsmittel braucht etwas Zeit um wirksam sein zu können. Mach Dir dabei keine Sorgen. Wenn Deine Partnerin bereit für „die Aktion" ist, ziehe das Gummi über und warte einen Moment, bis das Betäubungsmittel anschlägt - sagen wir mal, ein paar Minuten – währenddessen kannst Deine Freundin streicheln. Ich denke, sie wird nicht beleidigt sein.

Wenn Du schon in ihr bist... hetze nicht, lass es langsam ankommen, warte kurz, mache das was Du davor gemacht hast... Du wirst Dich an dem was jetzt passiert gewöhnen und nach kurzer Zeit kannst Du Dich einen glücklichen, wunderbaren Liebhaber nennen. Denke bloß nicht daran, dass Du Angst hast vorzeitig zu kommen... denke daran, dass Du eine perfekte (obwohl ich es gerade nicht so exakt bezeichnen werde) Waffe in der Hand hast. Du kannst es sogar vor Deiner Freundin verbergen (hast also eine geheime Waffe), schließlich sehen diese Kondome genau so aus wie die üblichen und es gibt keine Chance, dass Deine Geliebte Dein kleines Geheimnis entdeckt, wenn Sie die Verpackung nicht gesehen hat.

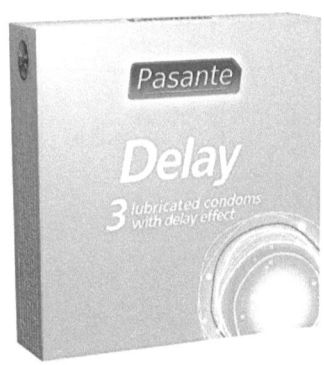

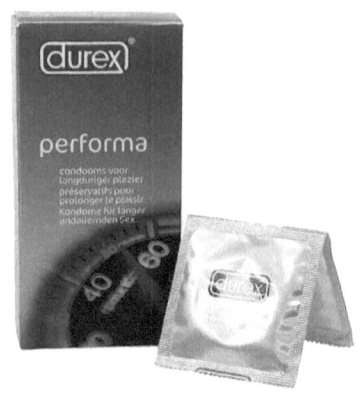

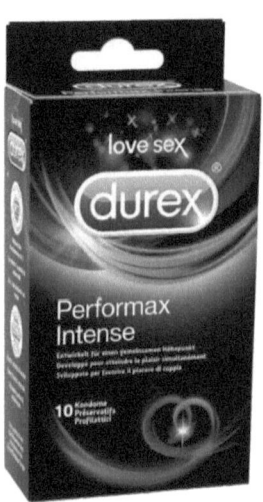

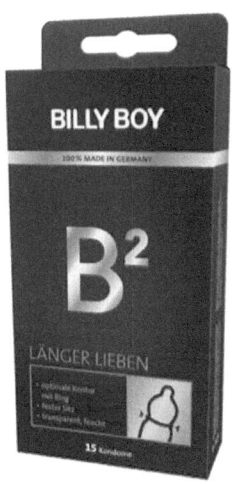

Kondome die den Samenerguss verzögern

Also nun zur Sache. Mache keine schnellen und tiefen Stoße... nach kurzer Zeit wirst Du schon wissen, dass Du Dir heute mehr erlauben kannst wie sonst. Wenn Du es merkst, dass es zu heiß ist... höre kurz auf und bewege Dich nicht, aber denke daran, dass Du es früh genug machen musst. Eine gute Lösung ist, wenn Du Deine „Ausrüstung" herausnimmst und zum Beispiel eine andere Position annimmst. Du musst natürlich eine Position annehmen, in der Du die Situation kontrollieren kannst. Hierbei rate ich von der Reiterstellung ab. Leider. Ich schreibe „leider" denn wir, Frauen, mögen diese Position. So können wir das Tempo kontrollieren und an unsere Bedürfnisse anpassen. Deine Lieblingsstellung ist in so einer Situation auch fehl am Platz. Und was noch wichtig ist – es ist vielleicht besser, wenn ihr das im Dunkeln treibt.

Höchstwahrscheinlich ist diese von mir vorgeschlagene Lösung die wirksamste wie auch die schnellste. Damit wirst Du höchstwahrscheinlich Dein Problem besiegen. So wirst Du an Dir glauben und kontrollieren können. Dann hast Du gewonnen.

Verwendung von Kremen, die den Samenerguss verzögern, welche in Sexshops zu bekommen sind, haben denselben Effekt wie die oben beschriebenen Verhütungsmittel.

Einmal für Dich – Einmal für sie

Du musst wissen, dass Du in einer Nacht zu vielen Orgasmen fähig bist – angeblich zu 9 – obwohl das viel vom Temperament abhängt.

Aber wichtig für Dich ist es nicht das wie viel, sondern das Du es mit jedem Mal länger treiben kannst – das ist sicher.

Das erste Mal ist für Dich, Du brauchst nur einen Moment, ein paar Minuten, vielleicht etwas länger, dann bist Du bereit für die nächste Runde. Und der nächste Mal ist für sie. Es wird bestimmt länger sein als das vorherige Mal. Das ist offensichtlich und Du weißt es. Fehlerhaft wäre es sich auf die Seite zu legen und einzuschlafen oder noch schlimmer, mit sich unzufrieden zu sein. Die Physiologischen Kenntnisse über Dich selbst sind gefragt. In der Zeit, in dem Du Dich regenerierst, kannst Du doch fortfahren, was Du angefangen hast – hierfür werde ich Dir keine Beispiele nennen, Du findest bestimmt selber heraus, welche für Dich und sie passend sind. Du hast ja noch die Lippen und die Hände...

Die Frauen brauchen etwas mehr Zeit um erregt zu werden, aber die Erregung singt bei den Frauen auch wiederum langsamer wie bei den Männern. Mach sie heiß, und lass sie ihre Lust nicht vergehen, gebe Dir ein Moment Zeit und dann versuche es noch ein Mal.

Masturbationstraining

Wenn das Problem mit der vorzeitigen Ejakulation bei Dir das Ergebnis einen sehr tief gespeicherten Mechanismus ist, verursacht durch die Masturbation, wird Dein Organismus diesen beim Geschlechtsverkehr abspielen. Obwohl Du in dem Moment nicht masturbierst macht das für die Ejakulationszentren in Deinem Rückenmark keinen Unterschied.

Dein Organismus muss sich diesen Mechanismus wieder abgewöhnen, Du musst ihn dabei helfen. Wie? So wie in der Homöopathie. Jetzt, wenn Du masturbierst und ganz nah am Finale bist, solltest Du den Rhythmus verlangsamen... wenn es notwendig ist, auch ganz unterbrechen und diesen Rhythmus solange wie es geht beibehalten. So wirst Du Deinen Organismus ein neues Schema beibringen. Es wird nicht einfach sein, aber das wichtigste ist doch, das Effekt.

Muskeltraining

Um genau zu sein, Training eines einziges Muskel. Du hast in Deinen Organismus etwa 500 Muskeln. Die Frauen haben etwas andere Muskeln als Du, und einer davon sollte für Dich besonders interessant sein.

Der Mann kann seine Ejakulation kontrollieren, in dem er die Kontraktilität des PC Muskels trainiert (dieser befindet sich zwischen dem Scham- und dem Steißbein). Halte mal zwei Finger im Bereich zwischen den Hoden und After und spanne die Muskeln so, als wenn Du das Wasserlassen anhalten wolltest, oder als wenn Du es versuchst die Schließmuskeln anzuspannen, nur etwas näher am Penis.

Für diese Anspannung, die Du mit Deinen Fingern spüren wirst, ist der Kegelmuskel zuständig also der PC Muskel (wenn dieser schrumpft, heben sich die Hoden und der Penis leicht an). Das ist Training, welches Dir helfen wird.

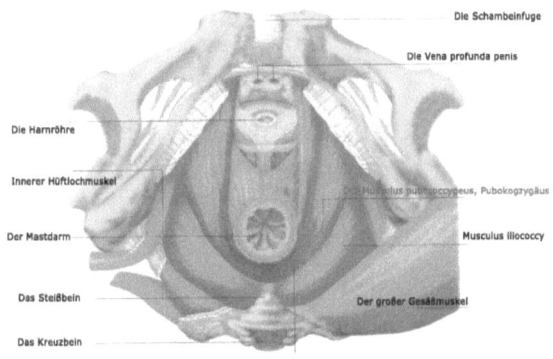

Quelle: Peter Abrahams, Anatomia człowieka. Ciało człowieka: budowa i funkcjonowanie. (edit).

Die Übungen können immer ausgeführt werden, nicht nur während der Erektion. Du wirst einen wunderbaren Effekt erzielen, wenn Du folgende Regel beachtest:

- Übe 3 Mal am Tag, und spanne den PC Muskel rhythmisch an nicht weniger als 20 Mal; jede Kontraktion sollte etwa 2 Sekunden dauern,
- die letzte Kontraktion in der Serie solltest Du so lange anhalten wie Du es nur schaffst,
- während der Übung, atme ganz normal; die Bauch- und die Oberschenkelmuskeln sollen entspannt sein. Nach ein paar Wochen regulären Training kannst Du es versuchen den kommenden Samenerguss zu unterdrücken in dem Du den PC Muskel zusammenziehst, wie oben beschrieben,
- wenn Du es ohne Erektion gelernt hast, trainiere es während der Masturbation,
- nach ein paar Wochen des PC-Muskels-Trainings während der Masturbation (Masturbation Training), versuche es vor der Ejakulation um den Samenerguss zu unterdrücken.

Anfangs wirst Du es bestimmt nicht schaffen können, aber mit der Zeit wirst Du selbst über Dich staunen. Es kommt zu einen

Samenerguss (Ausfluss), ein oder zwei Tropfen, jedoch kein Orgasmus. Hier hast Du das erste Ergebnis Deiner Arbeit. So funktioniert es. Die PC-Muskel-Übung hilft Frauen den Orgasmus leichter zu erlangen und dieser ist dann auch intensiver. Diese Übungen sind vom Dr. Arnold Kegel empfohlen, bei den Frauen die Schwierigkeiten mit dem Wasserablassen und Wasseranhalten haben. Du kannst auch üben in dem Du vor der Ejakulation den Anus zusammenkneifst. Einen guten Effekt kannst Du auch dann erzielen, wenn Du zum aufwärmen einen Zyklus entwickelst, der aus ein paar Anspannungen besteht. Mit einer Anspannung die bis zu 3 Sekunden anhält, danach eine Serie schnellen Anspannungen (1-2 Sekunden) und Expansionen.

Drucktechnik

Diese Methode haben sich angeblich die Chinesen ausgedacht, die es sehr selten zu einem Samenerguss bringen und behaupten mit der Ejakulation viel zu viel Lebensenergie zu verlieren. (Das Sperma als ein Symbol der Lebensenergie sollte nicht unnötig vergeuden werden). Darum stimulieren die Chinesen der Punkt zwischen den Hoden und den Afterbereich auch über eine Dauer von 5 Sekunden. Etwa dort, wo ich Dir geraten habe den PC Muskel zu trainieren. Das unterdrückt die Erregung. Eine gute Methode ist auch die amerikanische STOP AND GO- Methode. Die Partnerin stimuliert den Mann bis er dem Orgasmus nah ist und bricht die Stimulation ab. Fängt dann von vorne an, wenn die Erregung anhält.

Man kann auch versuchen vor der Ejakulation den Penis von den beiden Seiten mit dem Fingern unmittelbar unter der Eichel zu drucken. Das kannst Du oder Deine Partnerin in zärtlichen beisammen sein machen.

Noch ein Hinweis für Deine Partnerin:

Wenn er dem Finale ganz nah ist, bremse seine Bewegungen ab, drücke den Penis für 10 bis 30 Sekunden fest wo er direkt mit dem Skrotum verbunden ist. Dann kannst Du noch die Epidermis leicht nach unten ziehen, um die Erektion zu halten. Die vorgeschlagenen Druckmethoden haben verschiedene Varianten, aber es geht immer um dasselbe. Ich versuche es einfach mal an Hand einer von mir erstellte Skizze zu veranschaulichen. Das Zeichnen gehört nicht zu meinen größten Fähigkeiten aber ich hoffe, dass mein Bild zeigt worum es ungefähr geht, wie und wo man den Penis drücken sollte.

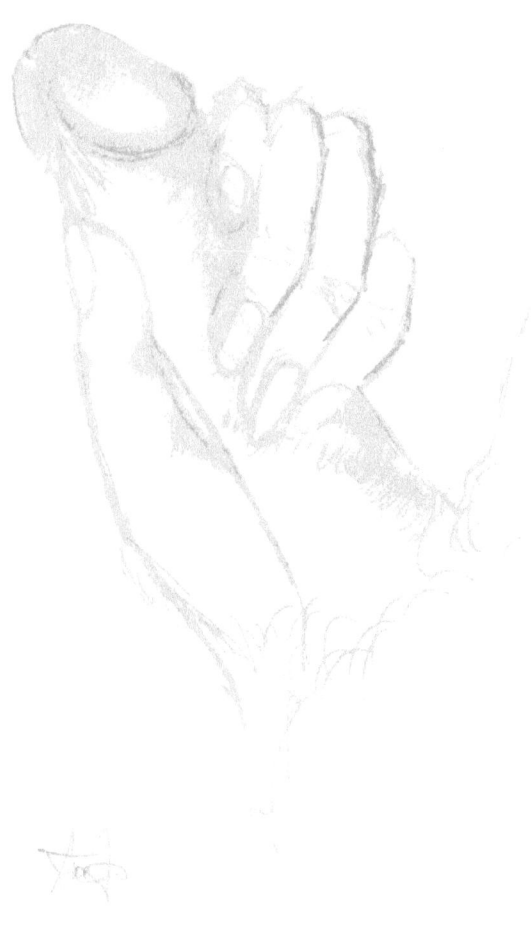

Die richtige Bewegung

Du weißt schon recht viel. Bevor ich zu der Bewegungstechnik komme – hier ein weiterer Hinweis: Meistens sind bis zum eigentlichen Geschlechtsverkehr beide der Partner sehr erregt.

Wenn Du Deiner Partnerin von Anfang an erlaubst das Tempo zu bestimmen – wirst Du Dein Samenerguss höchstwahrscheinlich nicht halten können. Es wird viel einfacher für Dich, wenn Du in Deine Partnerin langsam eindringst und Dir Zeit lässt Dich an das Empfinden, welches zum Anfang ganz stark ist, zu gewöhnen. Kurz danach wird es schon viel einfacher sein.

Die Technik ist ganz einfach. Ein Mal ganz tief eindringen und dann 9 Mal seicht, und wechseln, damit die Summe immer 10 ergibt. 2 Mal tief und 8 Mal seicht und so weiter, bis Du zur 9-1, und dann 10, ankommst. Wenn Du merkst, dass es schon gefährlich nah am Orgasmus ist, unterbrichst Du durch eine kurze Pause. Wenn es notwendig ist, bewegst Du Deinen Penis aus der Scheide heraus. In der Zeit kannst Du Deine Partnerin anders stimulieren, zum Beispiel in dem Du ihre Vagina mit dem Penis nur berührst. Danach kannst Du fortfahren. Während der Pausen kann man auch die Positionen ändern, aber Du musst kontrollieren was los ist. Hetze nicht.

Du kannst auch während des Geschlechtsverkehrs an die Scheibenbremsen Deines Autos oder Motorrad denken. Aber sage es Deiner Partnerin nicht. Auf keinen Fall, glaube es mir, sie könnte damit nicht zufrieden sein, wirklich nicht.

Denke daran, je schneller und tiefer Deine Bewegungen sind desto schneller kommst Du. Die oben beschriebene Technik regt die Nervenenden an und ist angenehm, ungefährlich und interessant. Meistens beliebt bei den Frauen. Besonders am Anfang des Geschlechtsverkehrs, wenn der Rhythmus noch keine große Rolle spielt. Hier sind die Atmung und seine Techniken wichtig.

Es ist von Bedeutung wie Du beim Geschlechtsverkehr atmest. Halte den Atem nicht an, atme tief und ruhig, je nach Möglichkeit natürlich.

Vielleicht mache ich es davor?

Du wirst sie heute treffen. Du bist erregt und hattest seit langen keine Ejakulation. Ich schlage vor, erinnere Dich an das Masturbations-Training und bei der Gelegenheit wie Du den Überschuss der Anspannung beseitigst. Wenn Du nicht so stark angespannt bist, wird es Dir leichter fallen über allem Kontrolle zu haben.

Du hast eventuell von den Antidepressiva gehört durch welche Du auch beim Geschlechtsverkehr länger kannst. Ja, das stimmt, aber damit ruinierst Du Deine Gesundheit und kannst auch abhängig werden.

Der Alkohol hat dieselbe Wirkung, einerseits setzt er den Anreiz der Permeabilität herab und Du kannst tatsächlich etwas länger Sex haben, andererseits verlierst Du über alles viel schneller die Kontrolle weil Du betrunken bist. Hinzu kommt der unangenehme Geruch nach Alkohol.

Was den Konsum von Cannabis angeht, erstens sind die illegal und zweitens weißt Du nicht wie dieser auf Dich wirken wird. Bestimmt wird es aber ähnlich wie durch Alkohol die Schwelle der Empfindlichkeit herabsetzten und Du kannst „in eine Grube fallen"(4).

(4) Der Cannabis Konsum kann timmungsschwankungen und Ängste verursachen.

Das schlimmste was Du machen kannst ist sich vom Geschlechtsverkehr oder Masturbation zurückzuhalten nur um „Kräfte zu sammeln" – so eine Haltung wird Dir die Kontrolle erschweren – nach langer Abstinenz ist die vorzeitige Ejakulation eine fast physiologische Erscheinung.

Zum Abschluss von diesem Kapitel erinnere ich Dich noch mal daran, dass es sehr hilfreich sein kann vor einem Treffen mit Deiner Partnerin, Dich selbst zu befriedigen. Es kann nicht schaden, wird Dich entspannen und hilft ein bisschen auf den weiteren Weg, ganz bestimmt.

Denke daran, jede Methode die wirksam ist – ist gut – wenn Du es schaffst wirst Du selbstbewusster, und das ist ein großer Schritt nach vorne.

Medizinische Problemlösung

Wenn die hier beschriebenen Methoden nicht wirksam werden, musst Du Dich an einen Spezialisten wenden. DU MUSST zu einem Sexualwissenschaftler gehen. Dafür ist eine Überweisung nicht nötig.

Was kannst Du von dem Arzt erwarten?

Meistens stellt der Arzt am Anfang ein paar Fragen, ein Interview, das die psychische Ursache Deines Problems enthüllen soll (die typischen Fragen sind: wie lange man unter dieses Störung leidet, immer oder nur manchmal, wenn ja wann, wie oft kommt zu Geschlechtsverkehr, usw.) Außerdem kann der Arzt eine Nervenuntersuchung durchführen, die für Deine sexualen Reaktionen zuständig sind.

In bestimmten Fällen kann die Untersuchung länger sein. In dem Fall wird eine neurologische Untersuchung durchgeführt in dem das Pudendusnerv untersucht wird.

Meistens wird eine Pharmakotherapie vorgeschlagen. Es wird also versucht das Problem mit Medikamenten zu lösen.

Durchschnittlich nach 4 – 6 Wochen Therapie mit den richtigen Medikamenten verlängert sich die Zeit des Geschlechtsverkehrs um 2 – 3 Minuten bei den meisten Patienten. Bei 1/3 Patienten sogar um bis zu 5 Minuten. Die Medikamente sind Verschreibungspflichtig und können unter Aufsicht des Arztes nur in verschriebenen Dosierung eingenommen werden.

Der Arzt wird Dir bestimmte Medikamente verschreiben, oder Salbei wodurch Dir zeitlich die Peniseichel betäubt wird. Er wird Dir auch verschiedenen Trainingsmethoden mit Deiner Partnerin vorschlagen. Im Fall eines festen gespeicherten, falschen Ejakulationsmechanismus kann auch eine Injektion in die Schwellkörper verschrieben und besprochen werden. Der Mann soll sich hierbei direkt vor dem Geschlechtsverkehr eine Injektion geben, dank dieser wird die Erektion gehalten und der Geschlechtsverkehr dauert länger. Nach einiger Zeit wird sich der Samenerguss verzögern.

Die weitere Methode ist die Behandlung mit Viagra. Diese hat eine ähnliche Wirkung wie die oben beschriebene Methode. Hier wird jedoch nach der Ejakulation die Erektion kleiner, oder sie verschwindet. Im Anschluss kommt es aber zu einer erneuten Erektion.

Bei einem Schließmuskeltraining wird eine Elektrotherapie angewendet. Die Behandlung findet in einer Praxis statt, die über das notwendige Gerät verfügt. Die Therapie wird 3 – 4 Mal wöchentlich oder jeden Tag wiederholt.

Die Neurotomie ist eine Durchtrennung eines Nerves. Diese Methode wird in bestimmen Fällen vorgeschlagen.

Unterstützende Mittel

Ich schreibe nicht gerne darüber, als Autorin die vollkommen zur Sache kommen will, muss es aber sein.

Es gibt solche Mittel die den Samenerguss verzögern. Diese funktionieren ähnlich wie die Ejakulation verzögerten Kondome. Der Preis ist unterschiedlich hoch und es gibt viele Marken davon. Es gibt diese in Drageeform oder Salbei. Die Kondome sind bequemer, unauffälliger und schützen zusätzlich vor der Schwangerschaft und Krankheiten.

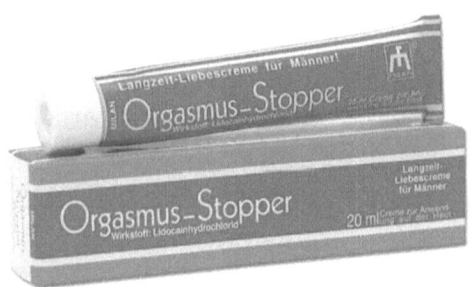

Außerdem gibt es sogenannte Penisringe, die durch den Druck die Ejakulation verzögern sollten. Es gibt diese in verschiedenen Variationen, zum Beispiel welche die auch den Klitoris stimulieren. Ziel ist es die Erektion zu verstärken.

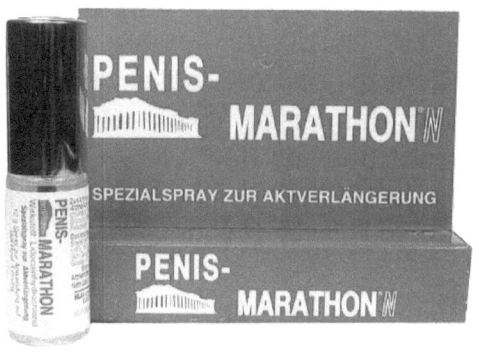

Du musst wissen wenn es um die pharmakologische Behandlung geht, dass die meisten rezeptfreien Medikamente ein Placebo-Effekt verwenden. Die Behandlung unter ärztlicher Aufsicht basiert meistens an Beruhigungsmitteln, wodurch eine Schwächung des Organismus stattfindet.

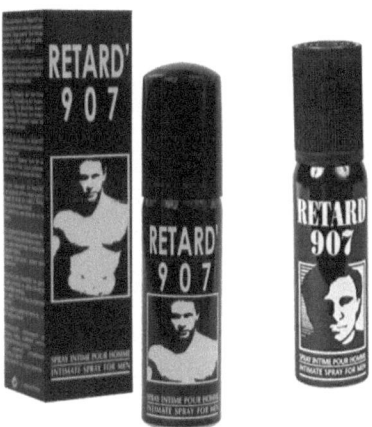

Als ich die erste Ausgabe dieses Nachschlagewerks veröffentlicht hatte (im Jahr

2007) gab es ein neues Medikament, LIF 301 genannt, das wirksam gegen die vorzeitige Ejakulation sein sollte. Dieses pharmalogisches Präparat war das Erste, dank welchen der Mann ohne Befürchtung vor der vorzeitigen Ejakulation verkehren konnte. Ohne Placebo-Effekt und ohne eine antidepressive Wirkung.

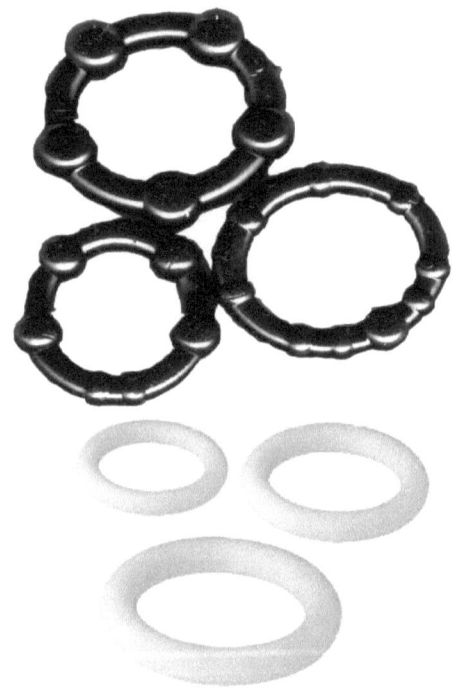

Das Präparat sollte man zwei Stunden vor dem Geschlechtsverkehr einnehmen – so wie die blauen Pillen und... man ist problemlos! Die damals durchgeführten Tests sollten ergeben, dass dieses innovative Medikament den Organismus nicht schwächt.

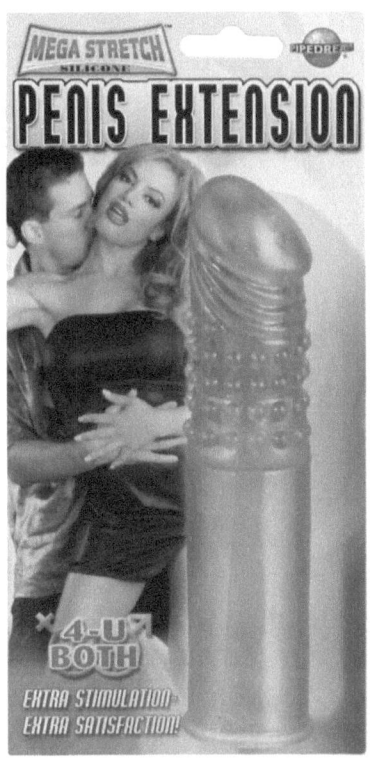

Derzeit kann man es verschreibungspflichtig in der Apotheke erwerben. Je nach Hersteller kann die Bezeichnung abweichen, jedoch die gemeinsame Eigenschaft ist der dapoxetine Inhalt.

Weiterführende Literatur

Es ist möglich, dass ich Dir nicht helfen konnte, ich bin ja schließlich keine diplomierte Ärztin, und meine Publikation ist keine wissenschaftliche Arbeit.

Falls Du Dein Wissen erweitern möchtest schlage ich Dir folgende Publikationen vor:

1. Hilfe - ich komme immer zu früh!: Wie SIE garantiert das Problem des vorzeitigen Samenergusses überwinden! – von Nick Grossenbacher. 2011
2. Vorzeitiger Samenerguss - Hintergründe, Tipps, Auswege und Erfolgsberichte Betroffener. – von Carsten Dieme. 2003.
3. Schon wieder zu früh...?: Das 3-Stufen-Programm gegen vorzeitigen Samenerguss. von Michael Pfreunder. 2013
4. Vorzeitige Ejakulation: Wie Sie einen vorzeitigen Samenerguss verhindern und ihre Partnerin befriedigen. – von Dr. William Taylor. 2012
5. Der Weg des wahren Mannes: Ein Leitfaden für Meisterschaft in Beziehungen, Beruf und Sexualität. – von David Deida und Christine Bolam. 2006
6. Pünktlich kommen – Wie Man(n) vorzeitigen Samenerguss stoppt. – von Helmut Gredofski. 2013
7. Der vorzeitigen Ejakulation Diagnose und Behandlung. – von GuoJun.

8. Kommen Sie nie mehr zu früh! In 4 Schritten zum ausdauernden Liebhaber. – von Christian Sprenger. 2011.
9. Erektile Dysfunktion. von William Alexander, Culley Carson. 2006
10. Erektile Dysfunktion: Diagnostik Und Therapie. von C.G. Stief. 2013
11. Ausdauer - Die 9 Tipps für längeren und besseren Sex. von Benjamin Peters. 2013
12. Diät-Therapie der vorzeitigen Ejakulation. von CaoKaiYong.
13. Pünktlich Kommen: So kann Man(n) vorzeitigen Samenerguss stoppen. von Rene Raimer. 2014
14. Ejaculatio praecox: Therapiemanual. von Michael J. Hanel. 2003
15. Hilfe, ich komme zu früh! Das Selbsthilfeprogramm bei vorzeitigem Orgasmus und Samenerguss. von Jan Aalstedt. 2007
16. Nie mehr zu früh! Das Trainingsprogramm zur Selbsthilfe bei vorzeitigem Samenerguss, Ejaculatio praecox. von Jan Aalstedt. 2014
17. Vorzeitigen Samenerguss stoppen: Wenn auch Sie von der vorzeitigen Ejakulation betroffen sind. von Branko Perc. 2013

Schlusswort

Ich glaube, dass sind alle Tipps, mit denen ich Dich in dem Moment unterstützen kann. Das die Sache nicht einfach ist, weiß ich, aber denke daran, dass Du der Mann bist und darum ist die Sache so schwer. Du nimmst Dir alles sehr zu Herzen – das ist typisch für Eure „Art" – deswegen ist das Problem noch schwieriger.

Die von mir beschriebenen Methoden zur Verlängerung des Geschlechtsverkehrs sind in den meisten Fällen wirksam und werden Dir bestimmt helfen. Sollte dies nicht der Fall sein... musst Du zu einem Arzt gehen. Das weißt Du ja schon. Vielleicht hilft Dir eine Lektüre aus dieser Publikation und bringt Dich dazu, einen Spezialisten zu besuchen, falls die von mir beschriebenen Methoden nicht helfen sollten. Und wenn das passiert, dann hat meine Publikation Erfolg. Im Falle eines Problems – sollte man es lösen, damit es keine weiteren Schwierigkeiten verursacht.

Zum Schluss noch ein letzter Rat von mir – vermeide den Geschlechtsverkehr nicht! Das wäre der größte Fehler, den Du machen kannst! Je mehr Du verkehrst, desto bessere Ergebnisse erzielst Du. Viel Erfolg!

Malwina Gartner
malwina-gartner@o2.pl

48

www.ingramcontent.com/pod-product-compliance
Lightning Source LLC
Chambersburg PA
CBHW050347290526
45785CB00006B/2665